Dr BAROTTE

Chef de Service au Dispensaire Furtado-Heine

QUELQUES MOTS

SUR LE

TRAITEMENT DE LA SCOLIOSE

OU DÉVIATION LATÉRALE

DE LA

COLONNE VERTÉBRALE

PARIS

IMPRIMERIE TÉQUI ET GUILLONNEAU

70, AVENUE DU MAINE, 70

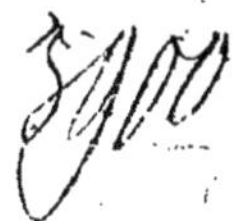

TRAITEMENT DE LA SCOLIOSE

ou déviation latérale

DE LA COLONNE VERTÉBRALE

Les déviations de la colonne vertébrale se divisent en déviations latérales ou scolioses;

Déviations antéro-postérieures, lordose et cyphose, cette dernière plus communément appelée dos rond.

Toutes ces déformations sont en relations très étroites.

La plus fréquente, celle dont nous allons nous occuper dans ces quelques pages, est la déviation latérale, ou scoliose.

Historique. — Avant ces dernières années, deux méthodes de traitement se sont trouvées en présence. Dans l'une, l'enfant était soumis à des exercices d'assouplissement trop exclusifs ; dans l'autre, on lui faisait simplement porter des appareils en cuir et acier, pourvus de plaques et de béquillons, et construits suivant des principes peu rationnels.

Une nouvelle méthode s'imposait ; elle s'est inspirée des découvertes nouvelles de la science et a pris, aux deux méthodes précédentes, ce qu'elles avaient de meilleur.

Par des exercices gradués, les petits malades redressent leur colonne vertébrale et, dans l'intervalle des séances, ils sont maintenus par des appareils faits d'après moulage, et qui soutiennent l'ensemble de leur thorax.

Causes. — Les déformations de la colonne vertébrale sont, surtout, dues à une attitude défectueuse
des enfants (mauvaise position du corps à l'école ou
dans le travail manuel, habitude de s'appuyer sur une
jambe, de s'asseoir de côté), ou sont la conséquence
d'un défaut de statique provenant de l'aplatissement
d'un pied, d'un raccourcissement du membre infé-
rieur, d'une luxation, etc...

Une autre cause, très fréquente, de déformation,
non seulement de la colonne vertébrale, mais aussi
des membres inférieurs, est le rachitisme, dû à une
alimentation défectueuse et à un défaut de soins dans
le jeune âge.

Nous pouvons ajouter, à ces causes, celles résultant
des états névropathiques et de l'insuffisance respiratoire causée par un obstacle dans l'arrière-gorge.

Généralités. — Sur 760 petits déformés auxquels
nous avons donné nos soins, nous avons eu 264 enfants atteints de déviation de la colonne vertébrale,
dont 193 cas de scolioses, 63 dos ronds et 8 lordoses.

Sur ce nombre, il y avait, environ, 10 filles pour un
garçon. C'est chez les enfants de 10 à 14 ans que ces
déformations ont été le plus fréquemment observées;
mais nous avons eu également des sujets très jeunes,
comme des jeunes filles âgées de plus de vingt ans.

Description. — Les déformés se rencontrent, pro-
portions gardées, plus à la ville qu'à la campagne.

Leur gibbosité fait saillie sous le vêtement, ils sont
inclinés de côté, une épaule plus haute que l'autre,
et sont reconnaissables à l'expression de leur physionomie.

A cette période, la déformation est déjà grave et il
est grandement temps d'intervenir.

On ne saurait trop recommander aux parents de
surveiller l'attitude habituelle de leurs enfants et de
les faire examiner dès qu'ils ont le moindre doute

d'une déviation, même légère, de la colonne vertébrale.

C'est pendant la toilette de l'enfant, quand celui-ci
prend un bain, ou à l'essayage d'un vêtement, que les
parents constateront ces accidents ; alors, pas d'hési-
tation, consultez votre docteur, et un spécialiste si
possible.

En faisant examiner les enfants dès cette période,
les familles s'épargneront bien des inquiétudes, des
soucis, des chagrins, et, disons-le, s'éviteront une
grosse perte de temps et d'argent pour plus tard.

L'observation attentive de l'enfant exige que celui-
ci soit examiné le buste entièrement nu, les pieds
joints, les genoux tendus.

La première remarque faite sera l'inclinaison du
buste, la surélévation d'une épaule, le rétrécissement
de la poitrine, la saillie d'une hanche.

Le doigt, promené le long de la colonne vertébrale,
rencontrera une série de courbures ; l'enfant fléchi
en avant, l'on constatera une faible voussure du dos

A une période plus avancée, les courbes s'accen-
tuent, la gibbosité dorsale se prononce, tandis que,
du côté opposé, le thorax se creuse. L'enfant s'incline
de plus en plus sur un côté, et cet effondrement ne s'ar-
rête parfois qu'au moment où le thorax vient s'affais-
ser sur le bassin.

La colonne vertébrale est alors tordue sur elle-
même ; les disques intervertébraux sont atrophiés, les
vertèbres, au lieu d'être cubiques, comme à l'ordinaire,
présentent la forme de coins superposés, les côtes sont
entièrement déformées, l'angle costal très saillant.

Enfin, il n'est pas jusqu'au bassin lui-même, dont
les diamètres ne soient changés, et qui ne participe à
la déformation

Complications. — Dans un thorax aussi déformé, les
organes sont à l'étroit. Le cœur et les poumons sont
gênés dans leur fonctionnement, et le malade est en

butte aux affections pulmonaires, principalement à la tuberculose.

Les déformations du bassin réservent également, pour plus tard, chez les jeunes filles, de douloureuses surprises.

Enfin, trop souvent, les sujets sont frappés dans leur croissance, et sont d'une taille bien inférieure aux personnes de leur âge.

Diagnostic. — Assez délicat au début, où l'on hésite, parfois, entre une attitude défectueuse de l'enfant et une scoliose déjà établie, le diagnostic, plus tard, s'impose.

La scoliose pourrait se confondre avec certains mal de Pott à forme scoliotique, mais la percussion des vertèbres, douloureuses chez le pottique, et d'autres symptômes secondaires, rendent le diagnostic assez facile.

Pronostic. — Le pronostic de la scoliose est, la plupart du temps, fort grave ; c'est, pour employer l'expression d'un de nos confrères et amis, un véritable désastre.

Si l'enfant est abandonné à lui-même, il se déforme progressivement, et parfois d'une façon très rapide.

La gibbosité dorsale qui grossit, l'inégalité des épaules, les membres hors de proportion avec la hauteur totale, la physionomie même qui se modifie, tout rend le malade un sujet de moquerie pour les autres, une cause de chagrin profond pour les siens.

Son moral est, également, très affecté, de se sentir si différent de tout le monde.

Enfin, au point de vue physique, les complications dont nous parlions plus haut, sont à redouter.

Traitement. — Le traitement de la scoliose consiste, principalement, en un assouplissement régulier de la colonne vertébrale et du thorax, résultat d'exercices faits par l'enfant, de lui-même et au moyen d'appareils spéciaux.

Cet assouplissement s'accompagne de pressions faites par le médecin, l'enfant étant au repos ou au travail aux appareils, et d'un massage qui a pour objet de fortifier les muscles de la colonne vertébrale.

A noter, dans quelques cas, l'emploi de l'électricité.

L'assouplissement de la colonne vertébrale étant reconnu suffisant, le résultat acquis se maintient en faisant porter à l'enfant des corsets prenant un point d'appui sur le bassin, soutenant, d'autre part, l'ensemble du thorax, et faits d'une matière rigide, plâtre ou celluloïd. Ces corsets sont ouverts et rendus élastiques, en avant, par une garniture spéciale.

Le corset doit être changé au fur et à mesure de l'amélioration de la scoliose.

Dans certains cas très rares, le corset est inamovible, et s'applique, l'enfant étant en *redressement forcé*.

Si les parents font traiter leur enfant dès le début, il suffira de quelques mois de traitement actif pour arrêter la scoliose. Toute différente sera la longueur du traitement, si on laisse le mal prendre de la gravité, et il pourra, alors, exiger plusieurs années.

Au contraire, le petit malade retirera les plus grands avantages d'un traitement énergique et dévoué.

Tant que la scoliose n'a pas dépassé un certain degré de gravité, il est possible de rectifier les contours de la taille du sujet, d'égaliser ses épaules, d'aplatir la voussure du thorax, d'équilibrer la colonne vertébrale par la formation d'une série de courbes de compensation, — en un mot d'arriver à une véritable guérison.

Dans les cas plus accentués, une amélioration très notable de l'ensemble est le résultat du traitement appliqué, et ce résultat est maintenu par les muscles du dos, qui deviennent, de jour en jour, plus forts et et plus vigoureux.

INDICATIONS GÉNÉRALES DU TRAITEMENT. — Une nourriture saine et fortifiante, le repos prolongé, le grand air devront être recommandés, ainsi que l'hydrothérapie et certains frictions alcoolisées, et, comme traitement interne, du phosphate de chaux.

Le malade couchera sur une planche recouverte d'un matelas, sans oreiller, ni traversin, la tête du lit surélevée par rapport aux pieds.

On exigera la bonne tenue, debout et assis, principalement à l'école, que l'enfant ne continuera à fréquenter qu'après avis du médecin, et où il sera muni, s'il est possible, d'un matériel approprié.

Exercices de gymnastique orthopédique

Ces exercices se décomposent ainsi :

A. — *Exercices debout.*
Pour les scolioses au début :
a) Extension, mains aux hanches.
b) Le sujet étant en extension, forte flexion en avant, légère en arrière.
Pour tous les cas :
Gymnastique respiratoire avec ou sans mouvements des bras.
Pour les cas plus accentués, nous ajoutons :
a) La contre-extension, sans flexion et avec flexion, main à la nuque, main à la gibbosité.
b) La contre-rotation, mains aux cuisses.
Pour les scolioses lombaires, certains des exercices précédents et, en plus :
a) La flexion latérale.
b) Le mouvement appelé, en escrime, mouvement de fente.

B. — *Exercices dans la position couchée.*
Dans tous les cas :
a) Sur le dos, redressement, bras croisés.
b) Sur le ventre, redressement, les deux mains aux hanches.
c) Redressement, les deux mains à la nuque.
d) Mouvements de natation.
Dans les cas plus accentués :
a) Redressement, main à la nuque, main à la hanche (du côté de la gibbosité).

b) Redressement, main à la nuque, main au côté.

c) Extension sur les bras, bassin arrière, position première.

Dans les scolioses lombaires :

Ces mouvements de redressement, avec inclinaison latérale.

Exercices de mécanothérapie. — Les appareils que nous employons pour le redressement des scolioses, sont principalement :

1° La suspension cervicale de Sayre ;

2° L'échelle orthopédique ;

3° Le plan oblique ;

4° Le cadre de Beely ;

5° Le rouleau de Lorenz ;

6° La rachilyse ;

7° Le redressement des courbes anormales au moyen de la bande de caoutchouc.

Le sujet se suspend aux divers appareils que nous avons mentionné. L'action du médecin consiste à lui faire, à la main, des pressions, des mouvements de redressement et de détorsion.

Durée des séances. — Pour être réellement efficaces, ces séances devraient se faire tous les jours.

Dans la pratique, nous nous contentons, souvent, d'une séance tous les deux jours. Cette séance se compose de gymnastique orthopédique, d'exercices aux appareils, et de massage.

Au bout de quelque temps, nous diminuons le nombre des séances, et arrivons à n'en plus faire qu'une par semaine.

Enfin, lorsque la guérison est complète, ou l'amélioration arrivée à son maximum, une simple inspection de la colonne vertébrale, faite tous les mois, suffit.

Cette surveillance est absolument indispensable, et doit durer jusqu'à la fin de la croissance, l'enfant, surtout la jeune fille, étant exposé à des périodes critiques, et une rechute étant toujours à redouter.

Du soutien dans la scoliose. Les corsets orthopédiques. — Le corset orthopédique doit venir s'emboîter sur le bassin du malade ; par sa partie supérieure, il reçoit le thorax, et le soutient par les nombreux points de contact qu'il a avec lui.

L'on ne peut demander à l'appareil que de soutenir l'enfant, et de le maintenir dans la position redressée qu'il obtient par les exercices orthopédiques.

Il doit être mis en suspension, et gardé toute la journée, entre les séances de gymnastique orthopédique ; l'enfant peut le quitter la nuit.

Différentes matières sont employées pour la confection des corsets orthopédiques : cuir, feutre laqué, bois, etc... Elles doivent avoir une grande rigidité, et la garder longtemps, — qualités propres surtout au plâtre et au celluloïd.

Le corset doit être moulé sur l'enfant, et ajusté de façon à ne pas le blesser ; il est établi pour ne pas gêner la respiration.

A l'appareil plâtré nous préférons, de beaucoup, l'appareil en celluloïd, plus léger, plus propre, et plus résistant.

Il est percé de trous permettant l'aération, et garni au besoin de bandes d'acier nickelé.

Docteur C. BAROTTE.

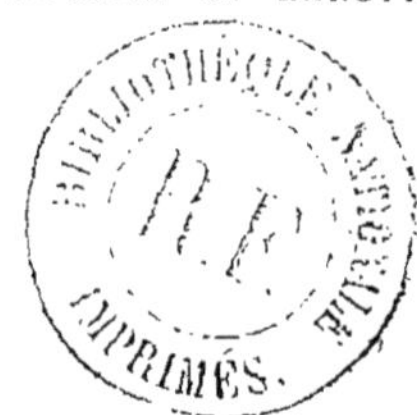

www.ingramcontent.com/pod-product-compliance
Ingram Content Group UK Ltd.
Pitfield, Milton Keynes, MK11 3LW, UK
UKHW020128100726
13658UKWH00005B/2424